BEI GRIN MACHT SICH IHR WISSEN BEZAHLT

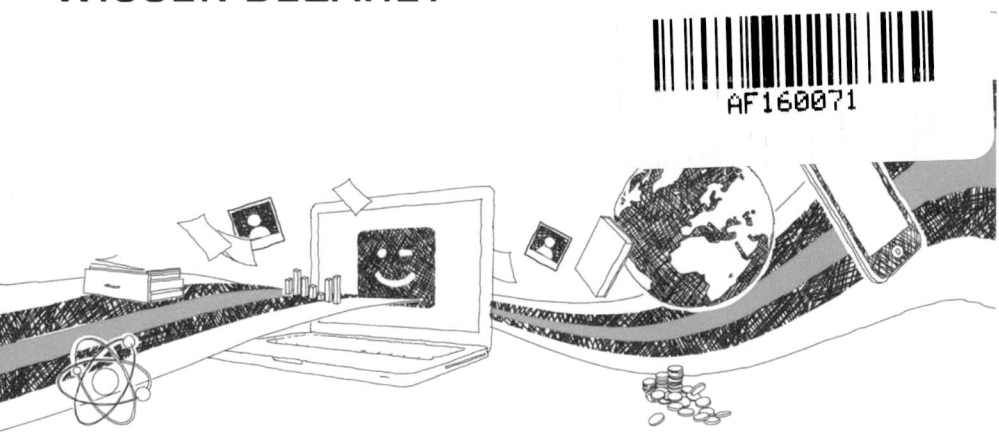

- Wir veröffentlichen Ihre Hausarbeit, Bachelor- und Masterarbeit

- Ihr eigenes eBook und Buch - weltweit in allen wichtigen Shops

- Verdienen Sie an jedem Verkauf

Jetzt bei www.GRIN.com hochladen und kostenlos publizieren

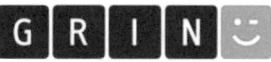

Bibliografische Information der Deutschen Nationalbibliothek:

Die Deutsche Bibliothek verzeichnet diese Publikation in der Deutschen Nationalbibliografie; detaillierte bibliografische Daten sind im Internet über http://dnb.d-nb.de/ abrufbar.

Dieses Werk sowie alle darin enthaltenen einzelnen Beiträge und Abbildungen sind urheberrechtlich geschützt. Jede Verwertung, die nicht ausdrücklich vom Urheberrechtsschutz zugelassen ist, bedarf der vorherigen Zustimmung des Verlages. Das gilt insbesondere für Vervielfältigungen, Bearbeitungen, Übersetzungen, Mikroverfilmungen, Auswertungen durch Datenbanken und für die Einspeicherung und Verarbeitung in elektronische Systeme. Alle Rechte, auch die des auszugsweisen Nachdrucks, der fotomechanischen Wiedergabe (einschließlich Mikrokopie) sowie der Auswertung durch Datenbanken oder ähnliche Einrichtungen, vorbehalten.

Impressum:

Copyright © 2016 GRIN Verlag, Open Publishing GmbH
Druck und Bindung: Books on Demand GmbH, Norderstedt Germany
ISBN: 978-3-668-18845-7

Dieses Buch bei GRIN:

http://www.grin.com/de/e-book/318777/typologie-der-mvz-in-deutschland-unter-public-health-gesichtspunkten-eine

Fabian Renger

Typologie der MVZ in Deutschland unter Public Health-Gesichtspunkten. Eine Ergebniszusammenfassung

GRIN Verlag

GRIN - Your knowledge has value

Der GRIN Verlag publiziert seit 1998 wissenschaftliche Arbeiten von Studenten, Hochschullehrern und anderen Akademikern als eBook und gedrucktes Buch. Die Verlagswebsite www.grin.com ist die ideale Plattform zur Veröffentlichung von Hausarbeiten, Abschlussarbeiten, wissenschaftlichen Aufsätzen, Dissertationen und Fachbüchern.

Besuchen Sie uns im Internet:

http://www.grin.com/

http://www.facebook.com/grincom

http://www.twitter.com/grin_com

Ergebniszusammenfassung der Arbeit an einer Typologie der MVZs in Deutschland unter Public Health-Gesichtspunkten

Inhaltsverzeichnis

Abstract 2
Key Assumption 3
Einleitung 4
1 Verschiedene MVZ-Typen 5
2 MVZ-Typen als Denkmodelle 6
3 Führungskonzepte in Medizinischen Versorgungszentren 6
   3.1 Eigentümerstrukturen im MVZ 7
   3.2 Unternehmensführungsmechanismen im MVZ 7
4 Drei MVZ-Typen aus der entwickelten Typologie 8
5 Empfehlungen für Public Health 9
Literatur 12

Abstract

RENGER, Fabian: Ergebniszusammenfassung der Arbeit an einer Typologie der MVZs in Deutschland unter Public Health-Gesichtspunkten

/ Fabian Renger – St. Elisabeth Universität für Gesundheitswesen und Sozialarbeit, Bratislava; Katheder für Gesundheitswissenschaften, Supervisor: CZIRFUSZ, Attila, Assoc. Prof., M.D., Ph.D. – St. Elisabeth Universität Bratislava, 2016, 25 Seiten

Bei der Untersuchung des Themas „Ergebniszusammenfassung der Arbeit an einer Typologie der MVZs in Deutschland unter Public Health-Gesichtspunkten" wurde deutlich, dass der Gesetzgeber mit dem GKV-Gesundheitsmodernisierungsgesetz (GKV-GMG) zum 01.01.2004 verschiedene Zielsetzungen hatte. Als grundlegend sind zu nennen:

1.) Eine Verbesserung der medizinischen Qualität in der ambulanten Versorgungsstruktur

2.) Eine Optimierung der integrierten Versorgung

3.) Mehr Flexibilität für Ärzte unter organisatorischen Gesichtspunkten

4.) Die Möglichkeit, Kapital aus der medizinischen Industrie für MVZs zu binden

5.) Die Zusammenarbeit der Ärzte untereinander zu verbessern

Wie auch die MVZs selbst und die dort tätigen Personen sind diese ursprünglichen Ziele ständigen Änderungen im Rahmen der aktuellen Gesetzgebung unterworfen.

Der Beitrag des MVZs zur Versorgungsstruktur ist neu. Das bedeutet, dass die Auswirkungen, also ihr Funktionieren in der Versorgungsstruktur noch nicht abschließend bewertet werden können.

Rudimentär betrachtet lässt sich das MVZ als eine spezielle Art von Arztpraxis erklären, wobei seine Komplexität durch die organisatorische Möglichkeit einer leichteren Vergrößerung einer MVZ-Einheit und die Einbindung juristischer Personen in die Eigentümerstruktur zunimmt.[1]

---

[1] Renger, Czirfusz, (2016), S.1, Renger, (2011), S. 1

Key Assumption

Bei der Untersuchung des Themas „Ergebniszusammenfassung der Arbeit an einer Typologie der MVZs in Deutschland unter Public Health-Gesichtspunkten" trat hervor, dass das MVZ eine neue medizinische Konzeption in Deutschland ist und dass es verschiedene MVZ-Typen gibt. Aus dieser Tatsache lassen sich Empfehlungen für Public Health extrahieren.

Einleitung

Die Erkenntnis, dass Gesundheit und Krankheit für jeden Menschen „Zustände von höchster Bedeutsamkeit"[2] beinhalten, prägt das gesellschaftliche Denken stärker denn je, da Gesundheit als wertvolles Gut und zugleich als wichtige Voraussetzung gilt, „um alle Annehmlichkeiten des Lebens genießen zu können"[3]. Medizinische Fragestellungen und Erkenntnisse sowie der medizinisch-technologische Fortschritt erreichen für die Gesellschaft und das Gesundheitssystem einen maximalen Stellenwert, weshalb es durch verschiedenste Entwicklungen in den Mittelpunkt des öffentlichen Interesses rückt.

Im sechsten Kontradieff-Zyklus,[4] der 2010 seinen Höhepunkt erreicht hat, steht der gesellschaftliche Bedarf an Gesundheit im Mittelpunkt, welcher sich nicht auf physisches Wohlbefinden beschränkt, sondern vor allem aus holistischer Sicht als soziale, physische, seelische oder ökologische Gesundheit betrachtet wird.[5]

Nach Nefiodow lebt das traditionelle Gesundheitswesen in erster Linie von dem fortwährenden Anstieg an Krankheiten und Kranken, da derzeit lediglich ca. 1 % der zur Verfügung stehenden Mittel in Gesundheitsfürsorge und Prävention investiert werden. Ein solches System ... führt ... zu der Entstehung neuer Ideen außerhalb dieses Gesundheitswesens, „nämlich dort, wo Spielraum ist und wo (...) neue Unternehmer, Manager und Wissenschaftler ihre Chance haben"[6]. Das MVZ in Deutschland ist eine Konstruktion, die einen solchen Spielraum organisatorisch realisieren kann. Daher ist es sinnvoll, das MVZ, eingebettet in das deutsche Gesundheitssystem, näher zu betrachten.

---

[2] Bourmer, H., (1985), S. 10, zit. nach: Distler, B., (2010), S. 1, Renger, (2016), S. 1, Renger, Czirfusz, (2011), S. 1

[3] List, R., (1999), S. 1; Definitionen von Gesundheit finden sich z.b. bei der WHO, die Gesundheit als einen „Zustand vollkommen körperlichen, geistigen und sozialen Wohlbefindens und nicht allein das Fehlen von Krankheit und Gebrechen" definiert (WHO (1946), S. 2). Der Medizinsoziologe *Parsons* definiert sie als „Zustand optimaler Leistungsfähigkeit eines Individuums, für die wirksame Erfüllung der Rollen und Aufgaben, für die es sozialisiert (Sozialisation = Einordnungsprozess in die Gesellschaft, Normen- und Werteübernahme) worden ist", Parsons, T., (1972), S. 71, vgl. Distler, B., (2010), S. 1, Renger, (2016), S. 1, Renger, Czirfusz, (2011), S. 1

[4] Unter den Kontradieff-Zyklen werden Wirtschaftsschwankungen verstanden, denen richtungsweisende und revolutionäre Innovationen zugrunde liegen. Der letzte Zyklus etwa bis Anfang des Jahres 2000 zeichnete sich durch Innovationstechnik aus und gestaltete den technologischen, wirtschaftlichen und sozialen Wandel in allen entwickelten Nationen mit. Das Phänomen langer Wirtschaftszyklen wurde zwar nicht auf den russischen Wissenschaftler Kontradieff zurückgeführt, ist jedoch nach seiner Abhandlung über lange Konjunkturwellen benannt. Nach der Theorie der langen Wellen kennzeichnet die wirtschaftliche Entwicklung nicht nur kurze Schwankungen, sondern vor allem in kapitalistischen Ländern lange Phasen von Aufschwung und Rezession., zit. nach: Distler, B., (2010), S. 1, Renger, (2016), S. 1, Renger, Czirfusz, (2011), S. 1

[5] Vgl. Nefiodow, L. A., (2006), S. 64, zit. nach: Distler, B., (2010), S. 1, Renger, (2016), S. 1, Renger, Czirfusz, (2011), S. 1

[6] Nefiodow, L. A., (2006), S. 55, zit. nach: Distler, B., (2010), S. 2, Renger, Czirfusz, (2016), S. 1, Renger, Czirfusz, (2011), S. 1

Die Einführung Medizinischer Versorgungszentren (Kurzform: MVZs) durch den Gesetzgeber mit dem GKV-Gesundheitsmodernisierungsgesetz (GKV-GMG) zum 01.01.2004 hatte verschiedene Zielsetzungen.

Wie auch die MVZs selbst und die dort tätigen Personen sind diese ursprünglichen Ziele ständigen Änderungen im Rahmen der aktuellen Gesetzgebung unterworfen.

Der Beitrag des MVZs zur Versorgungsstruktur ist neu. Das bedeutet, dass die Auswirkungen, also ihr Funktionieren in der Versorgungsstruktur noch nicht abschließend bewertet werden können.

Rudimentär betrachtet lässt sich das MVZ als eine spezielle Art von Arztpraxis erklären, wobei seine Komplexität durch die organisatorische Möglichkeit einer leichteren Vergrößerung einer MVZ-Einheit und die Einbindung juristischer Personen in die Eigentümerstruktur zunimmt.[7]

1 Verschiedene MVZ-Typen

Ein Wachstum werden auch die MVZ-Typen verzeichnen, die von sonstigen Leistungserbringern der GKV geführt werden, denn die Synergieeffekte aus diesen Kooperationsformen sind klar erkennbar.

Ärztlich geführte MVZs werden nur in der besonderen Form der Zweig-MVZs, bzw. als MVZ-Kette ein weiteres deutliches Wachstum verzeichnen, wogegen ausschließlich ärztlich geführte Einzel-MVZs möglicherweise geringere Effekte erzielen können.[8]

Durch die Entwicklungen im medizinischen Bereich wurde in den letzten Jahren deutlich erkennbar, dass das MVZ in Deutschland durchaus einen gewissen Stellenwert erreicht hat. Weiter sieht man, dass es in Bezug auf die Kategorien Eigentümerstruktur, Gesellschaftsform, Mitarbeiterzahl u.a., viele unterschiedliche MVZs gibt und sich verschiedene „MVZ-Typen" herauskristallisieren.

Im Rahmen einer OECD-Studie wurde bei einem internationalen Vergleich der Gesundheitssysteme nachgewiesen, dass das deutschen Gesundheitssystem im Vergleich zum englischen ähnlich starke Mängel aufweist, jedoch von der Kostenseite her betrachtet

---

[7] Renger, (2016), S.1, Renger, (2011), S. 1
[8] Vgl. Blümm, B., (2009), Chancen des Medizinischen Versorgungszentrums im Deutschen Gesundheitswesen, S. 107, Diss. St.Elisabeth-Universität Bratislava 2009), Grin Verlag / Online-Publikation, URL: http://www.diplom.de/Chancen-Medizinischen-Versorgungszentrums-Deutschen-Gesundheitswesen/15361.html, (Stand: 04.01.2012), Renger, (2012a), S. 2

schlechter abschneidet.[3] Aus diesem Grund ist in der Förderung der MVZs ursprünglich ein politischer Versuch zu sehen, der über die Einbindung von medizinisch-industriellem Kapital eine Kostenreduktion erzielen sollte. Dies natürlich im Zuge einer gleichzeitigen Gesundheitssystemoptimierung, um auch der medizinischen Qualität gerecht zu werden. Dies ist wohl überspitzt formuliert, und die Intention des Gesetzgebers bezüglich der Ausrichtung der MVZs ist einem ständigen Wandel unterworfen, der sich in sozialrechtlichen Vorgaben niederschlägt und Auswirkungen auf die Organisation der MVZs zeigt.[9]

2 MVZ-Typen als Denkmodelle

Die sich so ergebenden Typen können für Denkmodelle genutzt werden, um die Komplexität des Handlungsspielraumes zu reduzieren. Gleichzeitig bieten sie Orientierungen im Rahmen der zu treffenden Entscheidungen.[10]

Diese zu erkennenden Muster werden dabei nicht als streng deterministisch verstanden. Sie werden zum einen durch unterschiedliche Situationen, insbesondere externer Umwelten, beeinflusst. Zum anderen erfolgt die Typenbildung aufgrund eigener Erfahrung, interner Umwelten und häufig unbewusst. Sie können genutzt werden, um – je nach Situation – ein geeignetes Unternehmensführungsverhalten zu generieren.[11]

3 Führungskonzepte in Medizinischen Versorgungszentren

Betrachtet man die Leitungsstruktur der MVZs, so können idealtypischer Weise folgende Positionen unterschieden werden:

- Inhaber bzw. Gesellschafter
- Ärztliche Leiter
- Kaufmännische Geschäftsführung
- Praxismanagerin[12]

---

[9] Vgl. Renger, F., (2015), MVZs in Deutschland: Entwicklung einer Typologie unter Unternehmensführungsaspekten, S. 5, (Diss. St. Elisabeth-Universität Bratislava)
[6] Diese Reduktion von Komplexität durch Typologien entsteht nicht nur in der Wissenschaft, sondern kann auch im Rahmen des Alltagslebens beobachtet werden. So beeinflusst das Wissen um bestimmte Typen nicht nur die Handlungen und Entscheidungen von Menschen. Sie werden als notwendige Strategie angesehen, sich mit der Umwelt auseinanderzusetzen, da es nicht möglich sei, alle Situationen als einzigartig zu betrachten, vgl. Kluge, Empirisch begründete Typenbildung - Zur Konstruktion von Typen und Typologien in der qualitativen Sozialforschung , (1999), S. 13, zit. nach: Zöllner, (2007), S. 283-284, Renger, (2015), S. 6
[11] Vgl. Zöllner, (2007), S. 283-284, Renger, (2015), S. 6
[12] Vgl. Frielingsdorf (Hrsg.), (2009), Professionelle Leitung eines MVZ – Komprimiertes Hintergrundwissen zu Management-Aufgaben im MVZ, S. 231, Renger, (2012c), Führungskonzepte in Medizinischen Versorgungszentren mit besonderer Betrachtung von Erlösfaktoren, S. 3-4

3.1 Eigentümerstrukturen im MVZ

Bei den Betreibern bzw. Trägern eines MVZs muss es sich nach SGB V ERKLÄREN um zulässige Personen oder Körperschaften handeln. Dies sind die Eigentümer eines MVZs, sei es als Alleininhaber oder in einer gesellschaftsrechtlichen Verbindung als Gesellschafter einer GbR oder GmbH. Auch gemeinnützige Gesellschaftskonzepte, wie z.b. eine gGmbH, werden mittlerweile umgesetzt.

Von großer Wichtigkeit ist hierbei der vereinbarte Gesellschaftervertrag zur Regelung der internen Beziehungen, da sich das MVZ eher selten in Einzelbesitz befindet.[13]

Die kaufmännische Geschäftsführung, das Management eines MVZs, ist organisatorisch und wirtschaftlich verantwortlich. Diese Tätigkeit kann auch durch einen Praxismanagerin ausgeführt werden. Meistens handelt es sich hierbei um eine medizinische Fachangestellte mit entsprechenden Zusatzqualifikationen. Das zu betreuende Aufgabenfeld besteht in der Leitung und Koordination der nicht-ärztlichen medizinischen Mitarbeiter und deren Tätigkeiten.[14]

3.2 Unternehmensführungsmechanismen im MVZ

Institutionen können auf drei unterschiedlichen Arrangements, Typen oder Strukturen beruhen, die auf den Grundprinzipien „Gehorsam", „Teilen" oder „Autonomie" aufbauen.[15] Hieraus ergeben sich Implikationen für Organisationen und Unternehmen, die darauf gründen (siehe Bild 1).[16]

---

[13] Vgl. Frielingsdorf (Hrsg.), (2009), S. 231, Renger, (2012c), Führungskonzepte in Medizinischen Versorgungszentren mit besonderer Betrachtung von Erlösfaktoren, S. 3-4
[14] Vgl. Frielingsdorf (Hrsg.), (2009), S. 231, Renger, (2012c), Führungskonzepte in Medizinischen Versorgungszentren mit besonderer Betrachtung von Erlösfaktoren, S. 3-4
[15] Vgl. Blum et al. (2005), S. 29ff., zit. nach: Jäger, (2008), S. 249, Renger, (2012c), S. 6, zit. nach: Renger (2015)
[16] Vgl. Jäger, (2008), S. 24, zit. nach: Jäger, (2008), S. 249, zit. nach: Renger, (2012c), S. 7, zit. nach: Renger (2015)

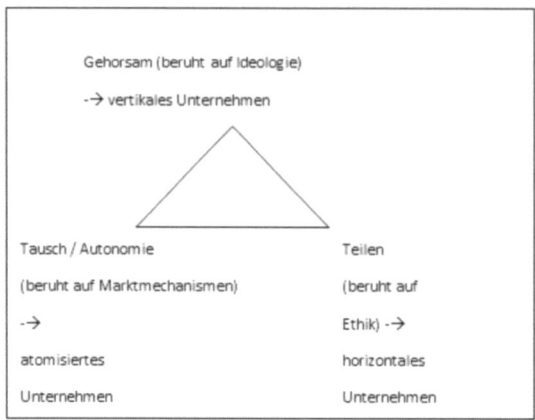

Bild 1: Identitätsdreieck von Institutionen; Quelle: Eigene Darstellung in Anlehnung an Blum et al. (2005), S. 32, Jäger, (2008), S. 249

In der Realität agieren neben diesen drei Extremzuständen vorwiegend Mischtypen auf einem Kontinuum innerhalb des Dreiecks.[17] Zusammenfassend betrachtet sind Institutionen:

- verhaltenssteuernde Regelsysteme, inklusive Kontroll- und Durchsetzungsmechanismen,
- Organisationen, die auf einer Leitidee gründen,
- Einheiten, die für einen längeren Zeitraum und für einen größeren Kreis von Individuen verbindlich sind,
- Teilnehmer an Regeln, welche ihre Rolle innerhalb dieser Regeln selbst ausdeuten können.[18]

Williamson verkürzt diese Definition auf:„*In mikroökonomischer Sicht werden Institutionen als Verträge zwischen Individuen interpretiert.*"[19].

4 Drei MVZ-Typen aus der entwickelten Typologie

Es entstehen drei verschiedene MVZ-Typen, das „usuelle MVZ/ Personengesellschaft" (25 %), das „usuelle MVZ/ Kapitalgesellschaft" (37,5 %) und das „Gesellschafts-MVZ" (37,5 %).

---

[17] Vgl. Blum et al., (2005), S.31f., zit. nach: Jäger, (2008), S. 249, zit. nach: Renger, (2012c), S. 8, zit. nach: Renger (2015)
[18] Vgl. Blum et al., (2005), S. 27ff., Göbel , (2002), S. 3, Richter, Furubotn, (1998), S. 325, zit. nach: Jäger, (2008), S. 249, , zit. nach: Renger, (2012c), S. 8, zit. nach: Renger (2015)
[19] Williamson, (1990), S. 6, zit. nach: Jäger, (2008), S. 249, ebenda, zit. nach: Renger, (2012c), S. 9, zit. nach: Renger (2015)

Die Konstellationen, die durch die Befragung nicht zu erfassen waren, sind als „nicht evaluierbar" gekennzeichnet.

In Bild 2 und 3 werden die drei entwickelten MVZ-Typen grafisch dargestellt.

MVZ-Grundtypen	Mitarbeiterzahl		
Rechtsform	1 – 5	6 – 40	40 <
GbR	Durch Befragung nicht evaluierbar	Typ 1 "usuelles MVZ/ Personengesellschaft"	
PartG		Typ 2 "usuelles MVZ/ Kapitalgesellschaft"	Typ 3 "Gesellschafts-MVZ"
GmbH			
AG			
KG			
GmbH&CoKG			

Bild 2 und 3: Grafische Darstellung der gebildeten MVZ-Typen

Es ergeben sich nur zwei nach den Kriterien Rechtsform und Mitarbeiterzahl grundsätzlich verschiedene Typen: das „usuelle MVZ" und das „Gesellschafts-MVZ".[20]

5 Empfehlungen für Public Health

Aus der Untersuchung der Strukturen der MVZs in Deutschland lassen sich Empfehlungen ableiten für die Struktur eines zukunftsorientierten MVZs.

---

[20] Vgl. Renger, (2015), S. 75-76

Dies wird nun in Entwicklungsstufen, die zu bevorzugen sind, dargestellt:

1. Schritt:
   - Strukturiertes Praxismanagement
   - Stärkung unternehmerischer Fachgebiete
   - Ausbau der fachlichen Qualifikation
   - Verbesserung der Ertragslage
2. Schritt:
   - MVZ-Profil entwickeln:
   - Strukturiertes Dienstleistungsangebot
   - Schwerpunktbildung durch Spezialisierung
   - Outsourcing unrentabler Dienstleistungen
   - Komplettierung des Dienstleistungsangebots durch Kooperationspartner
3. Schritt:
   - Neue Geschäftsfelder entwickeln:
     - Strategische Marktpositionierung
     - Ausweitung der unternehmerischen Tätigkeit durch kooperative Zusammenarbeit[21]

Durch die Beleuchtung der MVZ-Struktur in Deutschland lässt sich allgemein sagen, dass derartige Strukturen durchaus förderungswürdig sind, weil sie nicht nur häufig neue Arbeitsvorteile haben, sondern auch einen Wissenstransfer ermöglichen.

Das MVZ in Deutschland ist eine zukunftsfähige Struktur mit der Möglichkeit von Verbesserungen der medizinischen Qualität, Patientenzufriedenheit und Wirtschaftlichkeit.

Es ist zu hoffen, dass die Forschung zum Thema MVZs in Deutschland weitere wissenschaftliche und praxisnahe Untersuchungen entwickeln und durchführen wird.

Auch typologische Betrachtung sollte integriert werden, um die Situation der MVZs in Deutschland zu verstehen.

Die vorhandenen Arbeiten sollen als ein Anfang auf diesem Gebiet verstanden werden. Das heißt nicht, dass das Thema nicht gründlich genug bearbeitet worden wäre. Im gesundheitswissenschaftlichen Bereich ist nicht alles auf den ersten Blick erkennbar, und es bedarf genauen Nachforschens, um die Strukturen zu erkennen und die Typologie

---

[21] Vgl. Baumgärtner et. al, (2013), S. 1-145

herauszuarbeiten. Die Hilfestellung besteht in der Bereitstellung des erarbeiteten Wissens und im Anstoß für weitere Forschung.[22]

---

[22] Vgl. Renger, (2015), S. 95-96

Literatur

Baumgärtner, W. et al., (2013), Zukunft Arztpraxis DOI: 10.1055/b-0034-42185, Thieme Verlag, S. 1-145

Blum, U., Dudley, L., Leibbrand, F., Weiske, A., (2005), Angewandte Institutionenökonomik – Theorien / Modelle / Evidenz, Gabler Verlag, Wiesbaden, S. 5-238, ISBN 978-3-409-14273-1

Blümm, B., (2009), Chancen des Medizinischen Versorgungszentrums im Deutschen Gesundheitswesen, Diss. St.Elisabeth-Universität Bratislava 2009), Grin Verlag / Online-Publikation, URL: http://www.diplom.de/Chancen-Medizinischen-Versorgungszentrums-Deutschen-Gesundheitswesen/15361.html, (Stand: 04.01.2012), S. 1-119, ISBN: 978-3-8428-0361-9

Distler, B., (2010), Die Einführung der Medizinischen Versorgungszentren und ihre Auswirkung auf den Arzt als Freiberufler, Verlag Dr. Kovac, Hamburg, S. 5 - 385

Frielingsdorf, O., (Hrsg.), (2009), Professionelle Leitung eines MVZ – Komprimiertes Hintergrundwissen zu Management-Aufgaben im MVZ, ecomed MEDIZIN, Verlagsgruppe Hüthig Jehle Rehm, S. 5-360, ISBN: 978-3-609-51563-2

Kluge, S., (1999), Empirisch begründete Typenbildung. Zur Konstruktion von Typen und Typologien in der qualitativen Sozialforschung, S.1-172, Opladen, ISBN: 978-3810022646

Kluge, S., (2000), Empirisch begründete Typenbildung in der qualitativen Sozialforschung, S. 1-11, in: FQS [Forum für Qualitative Sozialforschung]; URL: http://nbn-resolving.de/urn:nbn:de:0114-fqs0001145, (Stand: 10.08.2011)

Nefiodow, L. A., (2006), Der sechste Kontradieff. Wege zur Produktivität und Vollbeschäftigung im Zeitalter der Information, 6., aktualisierte Auflage, Rhein-Sieg Verlag, S. 1-234, Sankt Augustin, ISBN: 1496140389

Parsons, T., (1972), Das System moderner Gesellschaften, S. 2-121, 2. Auflage, Juventa-Verlag, München, ISBN: 978-3-779901297

Renger, F., Czirfusz, A., (2016), Aspekte des Marketings im MVZ, GRIN Verlag, München, S. 1

Renger, (2015), MVZs in Deutschland: Entwicklung einer Typologie unter Unternehmensführungsaspekten, S. 1-102, (DIss. St. Elisabeth-Universität Bratislava)

Renger, F., (2012a), Typisierung des Medizinischen Versorgungszentrums von Freiberuflern als Beitrag zur Unternehmensführung, S.1-9, GRIN Verlag, München, ISBN: 978-3-656-12258-6.

Renger, F., (2012c), Führungskonzepte in Medizinischen Versorgungszentren mit besonderer Betrachtung von Erlösfaktoren, S. 1-10, GRIN Verlag, München, ISBN: 978-3-656-14034-4.

Richter, R., Furubotn, E., G., (1998), Neue Institutionenökonomik, J.C.B. Mohr Siebeck Verlag, Tübingen, 576 S., ISBN: 978-3-16-150585-0

Williamson, (1990), Die ökonomischen Institutionen des Kapitalismus: Unternehmen, Märkte, Kooperationen, S.1-382, Tübingen, ISBN: 978-3-16-345433-0

Zöllner, C., (2007), Interne Corporate Governance – Entwicklung einer Typologie, (Diss. Uni Hamburg 2007), Gabler, S. 1-412, Wiesbaden, ISBN: 978-3-8350-088

BEI GRIN MACHT SICH IHR WISSEN BEZAHLT

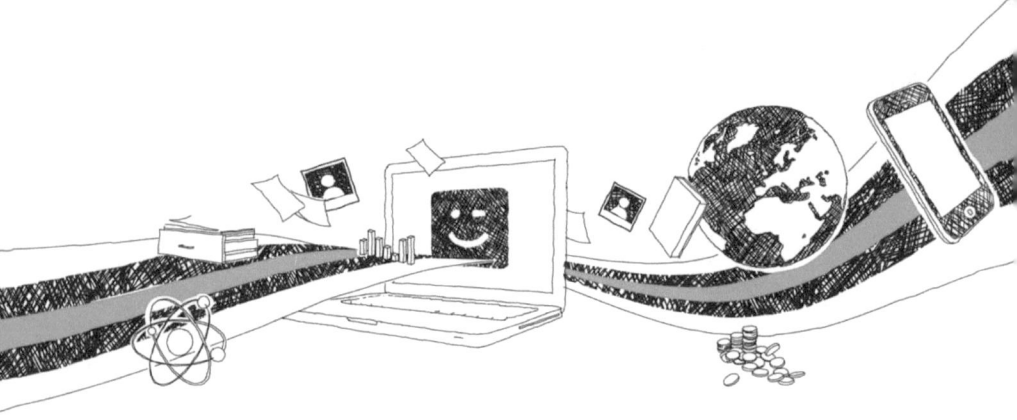

- Wir veröffentlichen Ihre Hausarbeit, Bachelor- und Masterarbeit

- Ihr eigenes eBook und Buch - weltweit in allen wichtigen Shops

- Verdienen Sie an jedem Verkauf

Jetzt bei www.GRIN.com hochladen und kostenlos publizieren

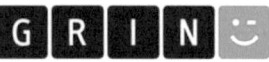